LETTRE

DE MONSIEUR ***,

CHIRURGIEN DE PROVINCE,

A MONSIEUR ***,

CHIRURGIEN DE PARIS;

Au sujet de la Remarque page 249 de l'Édition du Traité des Opérations de DIONIS, augmentée de Remarques importantes par M. LA FAYE, Chirurgien de Paris.

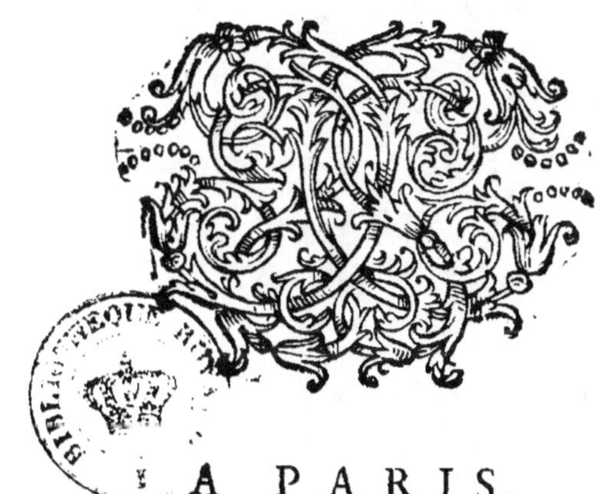

A PARIS,

Chez LEBRETON petit-fils D'HOURY,
rue de la Harpe, au Saint-Esprit.

M. DCC. XL.

AVEC PERMISSION.

LETTRE

DE MONSIEUR ***,

CHIRURGIEN DE PROVINCE,

A MONSIEUR ***,

CHIRURGIEN DE PARIS:

Au sujet de la Remarque page 249 de l'Edition du Traité des Opérations de Dionis, augmentée de Remarques importantes par M. la Faye, Chirurgien de Paris.

ONSIEUR,

Le soin que l'on prend d'enrichir de bons Livres *par des Remarques importantes* est sans doute très-avantageux au Public ; & ceux qui consacrent leurs veilles à un travail aussi utile, ont un droit incontestable sur notre reconnoissance. Rien ne manqueroit à celle que nous devons à M. la Faye, si parmi les traits

A ij

lumineux que *ses Remarques importantes* ont répandues sur un Auteur célébre, on ne remarquoit un certain esprit de partialité dont il n'a pû se défendre, & qui l'a empêché de rendre justice au mérite de ceux dont il ne s'étoit pas proposé de faire le Panegyrique.

Il semble en effet, en lisant la remarque qui a donné lieu à cette Lettre, que le but du jeune Editeur, en se déclarant pour la Taille Latérale, a été d'encenser publiquement un fameux Chirurgien son ami, & de lui déférer à lui seul l'honneur d'avoir ramené en France cette Opération triomphante, en dissimulant la part que d'autres ont droit d'y prétendre. *Premiere injustice.*

Ce n'est pas tout. Dans les dispositions où se trouvoit M. la Faye, il étoit naturel qu'il fût en garde contre tout ce qu'il s'imaginoit pouvoir faire ombre à ce Chirurgien : aussi a-t-il pris soin de rabaisser & de décréditer une nouvelle Méthode que nous devons à M. Foubert, affectant d'ignorer une partie de ce qu'il en sçavoit, & défigurant le reste, pour l'attaquer avec plus d'avantage. *Seconde injustice.*

L'accusation est grave, & c'est avec douleur que je me vois obligé de l'intenter à un Chirurgien, digne d'ailleurs de mon estime. Mais malheureusement elle est juste, quant aux deux Chefs. Venons à la preuve, & souvenez-vous que c'est vous-même qui m'engagez à vous dire mon sentiment sur cette matiere.

Celle du premier Chef sera toute historique. Mais pour plus de clarté, il faut reprendre la chose d'un peu haut, & remonter jusqu'à Frere Jacques. Veuillez, Monsieur, me pardonner cet écart. De mon côté, je vous épargnerai beaucoup de menus détails dans lesquels vos lumieres me dispensent, & les bornes d'une Lettre me défendent même d'entrer.

Frere Jacques, ce premier Auteur de la Taille Latérale (Titre qu'on lui dispute envain) arriva à Paris en 1697. L'annonce qu'il fit de sa nouvelle Méthode, y fut d'abord reçue assez froidement ; mais l'essai qu'il en fit peu de tems après à Fontainebleau, où la Cour étoit pour lors, & qui fut suivi du plus heureux succès, * ramena les esprits de la Capitale en sa faveur. Le bruit de cette Opération qui y avoit devancé son retour, l'y fit regarder d'un autre œil, surtout depuis que M. Mery, alors Premier Chirurgien de l'Hôtel-Dieu, commis par Monsieur le Premier Président de Harlay, pour éclairer le nouvel Opérateur, en eut fait au Magistrat le Rapport le plus favorable. Ce n'est pas que ce Chirurgien consommé ne s'apperçût bien que la nouvelle Méthode, telle que Frere

* M. Dionis, *Traité des Opérations.*

A iij

Jacques la pratiquoit alors, avoit befoin
d'être perfectionnée ; (& quelle découverte en fait d'Arts n'en a pas befoin dans
fa naiffance ?) il indique même les changemens qu'il jugeoit à propos d'y faire,
foit pour le lieu précis de l'Opération,
foit pour la forme des Inftrumens. *

* Voyez fesObferv. fur la maniere de tailler de Frere-Jacques.

Frere Jacques dirigé par les réflexions
de M. Mery, & par les nouvelles con-
noiffances qu'il acquit de l'Anatomie, où
il paroît qu'il a été d'abord affez peu
verfé, fe forma une pratique plus sûre, &
continua de tailler & à Paris & ailleurs
avec un fuccès non contefté. * Mais le
croira-t-on ? Une découverte nouvelle &
fi précieufe ne trouva point de Partifans
dans un Pays, d'ailleurs amateur de nou-
veauté. Frere Jacques meurt, & fa Méthode paroît s'enfevelir avec lui ; elle fort
néanmoins de l'obfcurité, mais ce n'eft
qu'au bout de plufieurs années, & c'eft
un Etranger qui l'en retire ; mais cet
Etranger, je veux dire M. Rau, a eu pour
guide l'Ecrit immortel de M. Mery.
Voilà la fource où il a puifé [quoiqu'il ait
mieux aimé en faire honneur à (*a*) Celfe,]

*M. Mo-
rand, Re-
cherches fur
la Taille
latérale.
Mém. de
l'Acad.
des Scien-
ces, année
1731.

(*a*) *M. Rau*, dit M. Morand, *queftionné fur le
détail de fa méthode, ne difoit autre chofe que ces paroles*: Lisez Celse. Mais ce même M. Rau,
qui renvoyoit les autres fi féchement à Celfe,
avoit vû travailler Frere Jacques, & lû M. Me-

& enfuite M. Chefelden a marché fur les traces de M. Rau. C'eft M. Chefelden qui a eu l'honneur d'affocier M. Morand aux mifteres de la Méthode renouvellée. Rare éxemple d'un zele ardent pour l'utilité publique & la perfection de fon Art ; nous avons vu cet Académicien paffer les Mers, & ramener en France, comme en triomphe, une Opération qui n'avoit befoin, pour y reparoître avec fuccès & fans miftere, que de l'étude des Ecrits de M. Mery, & de quelques expériences.

Ce qu'il y a de fingulier, c'eft que pendant le voyage même de M. Morand, deux de fes Confreres crurent pouvoir trouver par leurs réflexions, & fans fortir de Paris, ce qu'il alloit chercher en Angleterre, & le trouverent en effet. Ces Chirurgiens font Meffieurs, Garengeot & Perchet. Le même fil qui avoit aidé M. Rau à démêler les inconvéniens & les avantages de cette Opération, les dirigea dans leurs recherches ; ils fe communiquerent leurs penfées, & après quelques épreuves fur des cadavres, ils fe crurent en état d'opérer avec fuccès fur les malades même. Ils fufpendirent néanmoins l'éxécution jufqu'au retour

ry, où il avoit vrai-femblablement plus profité que dans Celfe.

A iiij

de M. Morand, dont ils se flatterent de pouvoir tirer des éclaircissemens sur la Méthode de M. Cheselden, pour la comparer avec la leur. Mais cette Méthode fut pour eux une énigme dont on leur proposa mistérieusement l'explication. On n'eut pas la complaisance de lever en leur faveur le voile sous lequel on la cachoit. Enfin voyant que la discrétion concertée tant de M. Morand que de M. Cheselden même à qui ils firent écrire, ne leur laissoit aucun espoir de ce côté-là, ils s'armerent d'une noble audace ; & se trouvant assez riches de leurs propres fonds pour pouvoir se passer des éclaircissemens qu'on leur refusoit, ils procéderent sans délai à la Taille d'un enfant de huit ans, nommé *Claude Moni*, qui fut faite par M. Perchet les derniers jours d'Août de l'année 1729. sous les yeux même de M. Morand, ainsi que de Messieurs Duvernay, Petit & Boudou, &c. & avec le succès le plus complet. Remarquez bien la datte, Monsieur, elle est ici essentielle, c'est la pièce décisive d'un grand Procès. Cette Opération de M. Perchet *preceda* toutes celles qui depuis ont fait tant d'honneur à M. Morand ; & c'est là premiere qui ait été faite en France depuis Frere Jacques par l'Appareil Latéral. L'Ecrit par lequel M. Garangeot annonça au Public l'heureux succès de son Collégue, & les avantages de la nouvelle Méthode, fruit précieux de leurs recherches communes, est aussi le premier qui ait paru en France depuis M. Mery sur cette matiere. Reste à sçavoir si la Méthode dont se servit M. Perchet en cette occasion, est celle de M. Cheselden. Or en peut-on douter après l'aveu formel de M. Morand, qui, dans l'énumération de seize Tailles qu'il dit avoir été faites à Paris depuis son retour, suivant la Méthode qu'il avoit apportée de Londres, huit par lui-même, huit par M. Perchet, met en tête celle dont il est ici question ?*

Ce que je viens d'exposer prouve 1°. que la Méthode de la Taille par l'appareil latéral est un bien qui appartient en propre aux François. Elle est née en France; F. Jacques en est le pere. Que Celse en ait parlé, ou non, peu importe. Celse étoit ouvert à tout le monde : que ne se servoit-on de ses yeux & de son jugement pour y découvrir ce qu'on veut qui y fût ? D'ailleurs c'est M. Mery François qui en a écrit le premier ; & nous avons l'avantage d'avoir fourni le premier Opérateur comme le premier Ecrivain ; double titre qui nous en assure la proprieté. Quand donc ce seroit sous une livrée étrangere que l'Operation eût reparu de nos jours en France, on n'au-

* Dans la Liste des Tailles qu'il inferera dans le Mercure d'Aoust 1730.

roit fait que nous rendre notre bien.
2°. Je dis plus, & c'eſt ma ſeconde induc-
ction. Je prétens qu'à bien éxaminer la
choſe, nous ne devons rien aux Etran-
gers même de ce côté-là, ſi ce n'eſt peut-
être d'avoir picqué notre curioſité & ex-
cité notre induſtrie; & que, ſi nous ſommes les inventeurs de cette Méthode
par rapport à toutes les Nations en général, nous en ſommes auſſi les reſtau-
rateurs par rapport à la nôtre en particulier.

Mais M. Morand, me dira-t-on d'a-
bord, a fait tout exprès le voyage de
Londres pour voir travailler M. Che-
ſelden. J'en conviens ; & l'on ne peut
que louer la généreuſe impatience de
cet illuſtre Académicien, qui, ſacrifiant
une fauſſe gloire au deſir de ſe rendre
utile, ne dédaigna pas d'aller chercher
chez nos voiſins des lumieres, qu'avec un
peu de tems il eût peut-être lui-même
tirées de ſon propre fonds : mais il n'eſt
pas moins certain, par ce qui a été dit ci-
deſſus, que les lumieres qu'il remporta
de ſon voyage, furent reſervées, dit M.
Garangeot *, à deux ou trois perſonnes
auſſi diſcrettes que ce grand Chirurgien ; du-moins n'en rejaillit-il aucun
rayon ſur M M. Perchet & Garangeot.
Ils ne ſont pas pour cela en droit de ſe
plaindre de M. Morand; le grand jour

* Traité
de la Tail-
le par
l'appareil
latéral,
rendu pu-
blic en
Mars
1730.

des révélations n'étoit pas encore arrivé; les loix de l'honneur & de la reconnoissance lui fermoient la bouche. Du-moins c'est le motif (*b*) qu'il nous donne lui-même de sa reserve à l'égard de ces Messieurs, & il n'est pas homme sans doute à qui l'on en puisse supposer d'autres.

Mais MM. Garangeot & Perchet ne doivent pas regretter les éclaircissemens qu'on leur refusa. Ce silence qu'on affecte, est précisément ce qui rendra un jour leur triomphe incontestable. Supposons en effet que M. Morand se laissant aller à leurs instances, eût levé le voile mystérieux; leur curiosité satisfaite leur faisoit perdre en un instant le fruit de leurs travaux; la gloire après laquelle ils couroient depuis si long-tems, & à laquelle ils touchoient déja, leur échapoit sans retour. Ils auroient eu beau protester que la Méthode de M. Cheselden etoit précisément la même à laquelle leurs études & leurs expériences particulieres les avoient con-

(*b*) Revenu de Londres, M. Morand dit: » j'essuyai toutes les questions que la curiosité » ou l'amour du bien public purent faire ima- » giner, & je tâchai d'y satisfaire à une circon- » stance près, que M. Cheselden vouloit com- » muniquer lui-même à l'Académie. *Recher-* » *ches, &c.*

duits: qui les en auroit crû fur leur pa-
role? Comme leurs recherches avoient
été jufque-là renfermées dans le fecret
de leurs cabinets, fans que le fruit en eût
tranfpiré dans le Public par aucun écrit,
ni par aucune opération, ils n'auroient
eu d'autre preuve à alléguer que leur
propre témoignage; preuve infuffifante
en pareil cas, & qui les eût rendu la ri-
fée de leurs Confreres.

Mais le procedé de M. Morand fait
bien changer la fcene: il met la gloire
de nos deux Chirurgiens dans tout fon
jour, & ne laiffe contre eux aucune
prife à l'envie. Il leur affure dans l'efprit
du Public la propriété inamiffible de
leur découverte, en prévenant tous les
foupçons qui auroient pû faire croire
qu'ils euffent été éclairés dans leurs recherches par quelques rayons réfléchis
de la lumiere qui éclairoit M. Chefelden. Qui peut donc nous empêcher de
reconnoître en eux les véritables reftau-
rateurs de la Taille latérale en France?
Ils le font en effet: la premiere Opération faite par leur main, le premier écrit
fur cette matiere forti de leur plume,
voilà leurs titres; titres inconteftables,
& aufquels l'envie n'a rien à oppofer.
Concluons donc que, fi le genre humain
eft redevable à F. Jacques de la premiere
invention de cette prétieufe Méthode,

la France en particulier l'est du rétablis-
sement de cette Opération aux heureux
soins de nos deux Chirurgiens associés.

Qu'en pensez-vous, Monsieur? ne vous
semble-t-il pas que MM. Garangeot &
Perchet jouent un assez beau rôle dans
l'histoire de l'appareil latéral en France, pour mériter que M. la Faye en fît
du moins quelque légere mention dans
une Note où il en a détaillé l'origine &
& les(c)progrès? C'est néanmoins ce qu'il
n'a pas fait; il a même évité de les nom-
mer.

Les prétentions de ces deux Messieurs
étoient publiques ; ils les avoient ap-
puiées par un Ecrit imprimé ; on devoit
au moins faire voir qu'ils étoient mal
fondés, & en parler, ne fût-ce que pour
les réfuter. L'Opération de M. Perchet
avoit fait bruit. M. la Faye ignoroit-il
ces deux faits? C'est ce qu'on ne peut supposer d'un Chirurgien curieux. D'ailleurs
le Mémoire de M. Morand dont il dé-
clare avoir tiré sa Note, fait mention de
l'un & de l'autre fort succintement. A la
vérité, ce grand Chirurgien passe légere-
rement sur cet article ; mais enfin il en a
parlé. D'où vient n'est-il pas imité par

(c) Ce qu'on en va dire, dit-il, est tiré d'un
Mémoire de M. Morand, inféré dans ceux de
l'Académie Royale des Sciences, année 1731.

M. la Faye ? Quel peut être le motif d'un
silence si étrange & si déplacé ? Point
d'autre, Monsieur, que ce ton d'amitié
mal réglée sur lequel il s'étoit monté. Il
appréhendoit avec raison qu'en faisant
figurer ces deux Messieurs dans le Ta-
bleau, ils n'attirassent sur eux l'attention
principale : voilà le nœud.

A Dieu ne plaise que je cherche à rien
diminuer de la réputation que M. Morand s'est acquise, & s'acquiert encore
tous les jours à si juste titre ! & s'il faut
dire ce que j'en pense par rapport au
point particulier dont il s'agit ici, je
trouve quelque chose de grand & de
noble dans son voyage de Londres, &
dans le motif qui le lui fit entreprendre.
Mais il n'en est pas moins certain que
l'Auteur d'une découverte doit tout au
moins aller de pair avec celui qui n'a
servi qu'à la divulguer & à la répandre.
Aussi suis-je persuadé que M. Morand
lui-même dédaigne un encens grossier,
& qu'il méprise au fond du cœur la flat-
terie outrée, qui le lui offre sans ménagement.

Mais Messieurs Garengeot & Perchet
ne sont pas les seuls qui se trouvent lézés
dans la Note de M. la Faye. M. Foubert
a aussi sa Plainte à former ; mais d'un
genre bien différent. Il ne peut pas dire
comme eux, qu'il a été oublié; mais on

ne s'eſt ſouvenu de lui que pour faire de ſa Méthode une critique inique & maligne. C'eſt à quoi l'Obſervateur employe la plus grande partie de ſa Remarque; aſſez malheureux pour ne pouvoir éviter le reproche d'inéxactitude, ſoit qu'il parle, ſoit qu'il ſe taiſe ſur le Chapitre de ſes Confreres.

On peut dire, Monſieur, que tous les Lithotomiſtes modernes ont bâti ſur le fonds de Frere Jacques; & que ſa Méthode eſt le Tronc commun ſur lequel ſont entées toutes les autres qui ſont venues depuis. Celle de M. Foubert même n'eſt qu'un rejetton de cette tige; mais il faut convenir que de tous les Diſciples de l'Hermite, c'eſt lui qui paroît avoir le mieux connu l'endroit foible de la Méthode de ſon Maître, & être le mieux entré dans l'eſprit des Obſervations de M. Mery. Sans s'amuſer aux circonſtances acceſſoires de l'Opération auſquelles la plûpart des autres ont borné leur recherches; c'eſt au fond même de l'Opération qu'il a jugé qu'il falloit appliquer la réforme, & après avoir médité avec ſoin ſur le point eſſentiel de perfection qui lui convenoit, il a trouvé qu'il conſiſtoit à *éviter l'Urethre & le col de la veſſie, en portant l'inciſion dans le corps même de cet organe.* Mais comment y parvenir? comment diriger juſques-là ſon inſtrument tran-

chant au-travers d'un tiſſu de parties déli-
cates qu'on ne peut offenſer impunément?
Car il ſentoit pour cela l'inſuffiſance de la
Sonde crenelée. Ce guide qui fait ſentir
ſi douloureuſement au malade le ſecours
borné qu'il prête à l'Opérateur, peut bien
conduire celui-ci juſqu'au col de la veſſie;
mais au-delà il l'abandonne, ou ne ſert
qu'à l'égarer. M. Foubert trouvant dès le
premier pas en défaut cet inſtrument ſi
vanté, forme le Projet hardi de s'en paſſer
tout-à-fait, & ſe propoſe d'entrer de
plein pied dans le corps de la veſſie, ſans
autre guide qu'une connoiſſance éxacte
& détaillée de la ſtructure, & de la poſi-
tion reſpective des parties ſujettes à l'O-
pération. Ce guide en effet qui ſeul dirige
la main du Chirurgien dans pluſieurs
autres opérations de ſon Art; pourquoi
l'abandonneroit-il dans celle de la Taille?
C'eſt donc de ce côté que M. Foubert
tourne ſes études & ſes méditations; &
bien-tôt des expériences variées avec in-
telligence, & multipliées juſqu'au ſcru-
pule, le mettent en état d'aſſigner le lieu
précis de l'Opération *entre l'Anus & la*
tubéroſité de l'Os Iſchion, dans la partie la plus
large de l'angle double & preſque parallele
que forment les Os Pubis d'une part, & les
muſcles Erecteurs & Accélérateurs de l'autre.
Le Trois-quarts, plongé dans cet endroit
déſigné avec tant de préciſion, rencontre
neceſſ=

néceſſairement le corps de la veſſie entre
ſon col & l'Uretere gauche.

D'autres contens d'une découverte *   *Faite en
ſi décifive & ſi concluante, ſe feroient 1727.
peut-être crus autoriſés à procéder tout
de ſuite à l'Opération ; mais M. Foubert
n'eſt pas homme à négliger aucune pré-
caution dans une matiere où l'on n'en
ſçauroit trop prendre. Il prépare long-
tems auparavant ces malades avec des
ſoins & des attentions qui lui ſont particulieres. Il s'attache par diverſes épreuves
à connoître à fond dans chaque ſujet la
partie ſur laquelle il doit opérer. Il l'hu-
mecte avec art, & l'accoutume infenfi-
blement, & par dégré, à retenir ſans ef-
fort une certaine quantité d'urine, non
affez grande pour lui procurer une ten-
ſion démeſurée,* ainſi que le ſuppoſe ſans   *Page
fondement M. la Faye, dans l'Expoſé 252.
mal rendu quant à cette partie, qu'il fait
de la nouvelle Méthode ; il ſuffit à M.
Foubert, pour aſſurer le ſuccès de l'Opération, qu'elle en puiſſe contenir un verre.
M. la Faye ne l'ignoroit pas ; mais comme nous le verrons plus bas, il avoit ſes
raiſons pour affecter de l'ignorer. Par le
moyen d'une pelotte faite exprès, il fait
comprimer le ventre du malade au-deſ-
ſus des Os *Pubis*, & ſuit attentivement la
veſſie dans ſes divers changemens de figure & de ſituation, afin de mieux s'aſſu-

B

rer de celle qui lui eſt naturelle. Enfin ſon ingénieuſe ſagacité n'obmet rien pour ramener ſous les yeux de l'eſprit ce que la nature a voulu dérober à ceux du corps.

C'eſt après ces préparations prélimi-naires, & d'autres encore connues de lui ſeul, & dont lui ſeul eſt capable de bien rendre raiſon, que M. Foubert procéde à l'Opération en cette maniere.

Il introduit le doigt index de la main gauche dans le Rectum, pour le porter conjointement avec l'Urethre du côté droit. Il prend de la main droite le Trois-quarts qu'il plonge entre l'Anus & la tu-béroſité de l'Os *Iſchion*, dans la partie la plus large de l'angle parallele dont nous avons parlé. Par cette ponction il entre dans le corps de la veſſie entre ſon col & l'Uretére gauche. Il juge que le Trois-quarts eſt dans la veſſie, par les urines qui coulent le long de la crénelure : alors il retire le poinçon de quelques lignes pour en cacher la pointe dans la canule. Il gliſſe dans la crénelure le couteau avec lequel il fait d'abord une inciſion le long du muſcle érecteur de bas en haut ſans l'intéreſſer ; puis il inciſe la veſſie en approchant le manche du couteau de celui du Trois-quarts, & par ce mouve-ment la pointe du couteau s'éloignant de l'extrémité de la canule, il fait l'inciſion de l'étendue qu'il juge convenable. En retirant le couteau par un mouvement contraire, il étend l'incifion des tégumens. Il ôte le couteau, & par la même crénelure, il gliffe un gorgeret; le refte à l'ordinaire.

Voilà, Monfieur, le Procès inftruit. Ecoutons M. la Faye en faire fon Rapport, & donner fes Conclufions. Il faut convenir qu'il le fait avec beaucoup d'ordre & de netteté; après un Expofé fuccint de la Méthode de M. Foubert, accommodée néanmoins à certains égards à fon but & à fes vues, il en rapporte les *avantages & les inconvéniens*, compare les uns avec les autres; il balance, délibere, réfout, en un mot. On ne peut s'y prendre avec plus de méthode, pour porter un jugement défavantageux. Suivons-le pas à pas dans fa Critique.

La Lifte des *avantages* qu'il reconnoît dans la nouvelle Méthode, n'eft pas capable d'ennuyer par fa longueur. Il les renferme tous en trois petites lignes; mais les inconvéniens font divifés en fix articles qui rempliffent une page entiere. Difpofition qui prévient d'abord contre M. Foubert les Lecteurs ignorans & diftraits; mais qui ne doit lui donner aucune allarme par rapport aux efprits éclairés, accoutumés à pefer les raifons plûtôt qu'à les compter. D'ailleurs, quand de ces six inconvéniens qu'il objecte à la Méthode, nous aurons retranché d'une part ceux qu'il lui impute faussement, de l'autre ceux qui lui sont communs avec les Partisans de la Sonde, je me flatte qu'ils se trouveront réduits à peu de chose; & comme les raisons qui décident en faveur de M. Foubert l'emportent déja par le poids & la solidité, peut-être auront-elles aussi l'avantage du nombre. Pour plus de clarté, je mettrai d'un côté le Texte de M. la Faye; & de l'autre mes Réflexions.

A ces trois avantages, M. la Faye auroit pu en ajouter un quatriéme, dont l'omission paroît ici d'autant plus surprenante, que c'est précisément celui qui caractérise & différencie la méthode

En suivant (la Méthode de M. Foubert) on fait aisément l'extraction des pierres ; l'extention & le déchirement des parties ne sont pas considérables , & l'on ne craint point l'incontinence d'urine.

de M. Foubert de toutes les autres. C'est la proscription de la Sonde, dont l'introduction dans la vessie rend sans contredit, dans les autres méthodes, l'opération dont elle fait partie, & plus longue & plus douloureuse pour le malade. (*d*)

(*d*) M. la Faye regarde l'usage nécessaire de

Mais contentons-nous des trois points qu'il veut bien nous accorder ; ils font effentiels & décififs ; & M. la Faye a fait en trois mots l'éloge le plus complet de la méthode qu'il prétend décrier. Tant la vérité a de force, même fur les efprits qui la combattent. Il réfulte en effet, de l'aveu de l'Obfervateur, qu'en fuivant la méthode de M. Foubert , 1°. On fait *aifément l'extraction des pierres* , qui eft le but de l'opération ; 2°. Que la playe fe guérit en moins de tems, *parce que l'extention & le déchirement des parties ne font pas confidérables* ; 3°. *Qu'on ne craint point l'incontinence d'urine* , c'eft-à-dire qu'on évite un accident des plus fâcheux. Que M. Foubert même peut-il demander davantage ? Voyons fi M. la Faye viendra à bout de détruire ce qu'il a bâti fi folidement, & s'il trouvera dans les inconvéniens prétendus qu'il reproche à la méthode, de quoi contre-balancer les avantages réels qu'il y reconnoît.

Vous voyez maintenant , Monfieur , les raifons qu'avoit

Mais , 1°. les injections faites dans la veffie pour la remplir,

cet inftrument comme un inconvénient dans l'appareil latéral ; il devoit donc en citer la fuppreffion comme un avantage dans celle de M. Foubert.

M. la Faye de suppofer les injections que fait M. Foubert affez abondantes, & la rétention d'urine qu'il prefcrit à fes malades affez longue, pour *remplir* la veffie, & lui procurer une tenfion plus que naturelle. Il fonde fur cette vaine fuppofition l'objection qu'on voit ici. Mais cette fuppofition une fois convaincue de fauffeté, que devient l'objection ? Elle a le fort de tout édifice élevé fur un fondement ruineux, qui tombe & s'écroule de lui-même, avec ce qui lui fervoit d'appui.

ou l'urine qu'on fait retenir au malade jufqu'à ce qu'elle foit pleine, ne peut-elle pas produire l'Inflammation, la Paralyfie de la veffie, & plufieurs autres defordres qu'on a déja reprochés aux Partifans du haut appareil ? De plus, l'eau ou l'urine peut s'infiltrer dans le Tiffu Cellulaire qui entoure la veffie, comme M. Chefelden l'a remarqué.

Je n'ai qu'une queftion à faire à M. la Faye. Ces veffies *racornies ou naturellement petites,* telles en un mot qu'il lui plaît de les fuppofer, aidées par les preparations de

2°. Il eft difficile d'ouvrir par cette méthode les veffies malades ou racornies, ou naturellement petites, ni celles des perfonnes graffes ; ainfi elle ne convient pas à toutes fortes de fujets.

M. Foubert peuvent-elles parvenir à retenir un verre de liqueur ? C'est plus qu'il ne lui en faut pour assurer le succès de l'opération. Je dis *plus* qu'il ne lui en faut, parce que cette Pelotte dont il fait comprimer par un aide le ventre du malade au-dessus des Os *Pubis*, rejettant la vessie toute d'un côté, en rend la tumeur plus saillante & plus sensible, & double quant à l'effet la quantité de liqueur qu'elle renferme ; ensorte qu'en ces cas mêmes extraordinaires, & qui supposent dans l'organe un vice de conformation, un demi verre pourroit suffire.

Quant à la partie de l'objection tirée de la taille des personnes grasses, elle peut embarasser les Partisans de l'Appareil Latéral, à qui souvent il est très-difficile, pour ne pas dire impossible, de distinguer la Sonde à travers l'épaisseur des graisses ; mais dans la méthode de M. Foubert, elle ne regarde ni l'Opérateur, ni l'Opération, à cause de la longueur du Trois-quarts.

M. Foubert n'a pas dû s'attendre qu'on lui fît un sujet de reproche d'une circonstance, qui doit au contraire relever le mérite &	*3°. Dans les autres méthodes, on se sert de la Sonde, par le moyen de laquelle on est sûr d'ouvrir la vessie, & de l'ouvrir toujours dans l'en-*

le prix de sa méthode. On ne veut pas qu'il soit sûr d'entrer dans la vessie, parce qu'il y entre hardiment & sans tâtonner; comme si la facilité avec laquelle se fait une opération, étoit une raison d'en révoquer en doute le succès, & qu'il fallût, pour prouver qu'on est habile Artiste, travailler d'un air gêné & embarrassé. Quelle étrange façon de raisonner! Comme si une connoissance parfaite des parties qu'on incise, n'étoit pas un guide aussi sûr pour opérer, qu'un instrument vacillant dans une main étrangere, & reconnu si souvent

droit que prescrit celle de ces méthodes que l'on suit. Dans celle dont il s'agit, l'Opérateur privé de ce guide, non-seulement n'est pas sûr de l'endroit qu'il va percer, mais on ne sçait pas même certainement s'il atteindra la vessie. La preuve de cette incertitude c'est que la figure de la vessie varie dans les sujets, & que les liqueurs qui enflent la vessie, ne changent point sa figure en augmentant son volume ; d'où il faut conclure qu'elles ne suppléent à la Sonde que bien imparfaitement ; aussi a-t-on vû qu'on a été obligé quelquefois d'avoir recours à cet instrument.

trompeur & défectueux. M. Foubert, il est vrai, ne voit l'endroit qu'il se propose d'ouvrir que par les yeux de l'es-

prit; mais il est conduit par une connoissance lumineuse, fondée sur les principes
constans & invariables de l'Anatomie,
c'est-à-dire sur la nature même. Que la
figure de la vessie varie, comme le sup-
pose l'Observateur dans les différens
sujets, ces variations peuvent elles être
assez considérables, pour la dérober à la
pointe de son Trois-quarts, surtout après
les précautions que nous avons vû qu'il
prend pour la fixer & l'assujettir, soit
par la rétention de l'urine, soit par la
compression du ventre, soit par l'inser-
tion du doigt dans l'anus? On voit où en
veut venir M. la Faye; il cherche à tirer
avantage d'un fait particulier qu'on ne
conteste point, pour décrier la méthode
en général, dont ce fait n'intéresse en rien
la certitude. On avoue qu'il est arrivé
une (e) fois, mais une seule fois, à M. Foubert de percer les tégumens, sans parvenir à la vessie. Mais on sçait que ce fut par
la faute du malade, qui craignant de s'at-
tirer quelque reproche, & ne sentant pas
la conséquence du mensonge qu'il alloit
faire, trompa M. Foubert, en assurant
qu'il avoit retenu ses urines, quoiqu'il

______

(e) De ce qu'une chose est arrivée une fois,
est-on bien autorisé d'avancer qu'elle est arrivée
quelquefois? Mais on aime mieux prendre ce défaut d'éxactitude pour un défaut de Grammaire,
que pour un trait de mauvaise foy.

les eût laiffées échapper un peu avant l'opération, ainfi qu'il le confeffa dépuis. C'eft un fait qu'un affez grand nombre de Chirurgiens qui étoient préfens peuvent attefter, & que M. la Faye n'ignoroit pas lui-même. Mais il lui a plû de le diffimuler, afin de pouvoir rejetter fur la méthode même la caufe d'un accident, qui ne doit être imputé qu'au malade. Quel beau champ n'auroit pas M. Foubert, s'il vouloit ufer de récrimination, & abufer, pour décrier les autres méthodes, de tant d'accidens fâcheux qui troublent fi fouvent ceux qui s'en fervent, fans qu'on puiffe, comme ici, les attribuer à d'autre caufe qu'à l'imperfection même de la méthode.

Qui doute que l'Hémorragie ne foit un grand inconvénient? avions-nous befoin de la Note de M. la Faye pour en être convaincus? Il s'agit de fçavoir fi c'eft un inconvénient particulier à la méthode de M. Foubert. Quant à celle qui eft caufée par

4°. Il furvient prefque toujours pendant l'Opération une Hémorragie confidérable, furtout aux grandes perfonnes. Elle jette quelquefois le malade dans une foibleffe extrême, & doit faire craindre que malgré les moyens ufités en pareil cas, le fang ne s'infiltre dans le Tiffu Cellulaire qui

l'ouverture de l'Artere Honteuse externe, le reproche ne peut être plus mal fondé. Il est rare qu'il coupe cette Artere dont il s'éloigne dans l'incision qu'il fait, & si par accident il venoit à l'ouvrir, rien de plus aisé *environne la veßie, ou ne s'épanche dans la veßie même. On a lieu de croire qu'elle ne vient pas seulement de l'ouverture de l'Artere de la Honteuse externe ; quoiqu'il en soit, cette Hémorragie est un grand inconvénient.*

pour lui que d'y remédier : une simple compreßion de ce vaißeau contre la tubérosité de l'Os *Ischion,* dont la proximité lui offre un point d'appui commode, arrête dans un instant le cours du mal. Au lieu que dans l'autre méthode, 1°. L'ouverture de cette Artere est presqu'inévitable, parce qu'elle se trouve néceßairement dans la route oblique de l'incision. 2°. L'éloignement & la position oblique de la tubérosité de l'Os *Ischion* prive l'Opérateur des secours qu'il en pouvoit tirer pour arrêter l'Hémorragie, & l'oblige d'avoir recours à la ligature. (*f*) La méthode de M. Foubert a donc de ce côté-là un grand avantage ; aussi M. la Faye soupçonne-t-il une autre cause de l'Hémorra-

______

(*f*) M. Cheselden la fait toujours ; c'est lui qui le dit dans l'histoire abregée de la Taille.

gie qu'il lui impute ; mais il ne la donne que comme une conjecture. *On a lieu de croire,* dit-il, *qu'elle ne vient pas seulement de l'ouverture de l'Artere honteuse externe.* Et puis il en reste là. Remarquez, Monsieur, ce que renferme ce peu de paroles contre M. Foubert : l'Observateur ne trouvant pas son compte pour justifier le reproche d'Hémorragie qu'il fait à la méthode de M. Foubert du côté de la honteuse externe, tâche d'insinuer qu'il ouvre quelqu'autre vaisseau, qui y donne lieu. Mais quel est-il ce vaisseau, & quel peut-il être ? Comme il sent l'impossibilité de l'assigner, il n'ose affirmer la chose. *On a lieu de croire,* dit-il, &c. Est-ce ainsi que doit s'expliquer un Editeur d'un fameux Anatomiste ! Ne doit-il pas indiquer ce vaisseau dont M. Foubert ne peut éviter l'ouverture dans sa méthode, & qui doit être assez considérable pour causer un épanchement de sang capable de troubler l'opération ? Que doit-on penser d'une discretion si déplacée ? Ne mérite-il pas que l'on lui rende sa même expression, & qu'on lui dise : *on a lieu de croire* que si M. la Faye avoit connu quelque vaisseau de conséquence qui courût risque d'être coupé dans la méthode de M. Foubert, il n'eût pas manqué de le citer, ne l'ayant pas fait, *on a lieu de croire* qu'il n'en connoît point, & par conséquent qu'il n'y en a point ; puiſqu'il n'eſt pas vrai-ſemblable qu'un vaiſſeau conſidérable eût pû échapper aux recherches de tant d'Anatomiſtes. Enfin, *on a lieu de croire* que ce qu'il en dit n'eſt qu'une accuſation vague qu'il avance au hazard , ſans preuve & ſans fondement, pour ſurprendre les Lecteurs peu intelligens.

Que penſés-vous de ces allarmes de l'Obſervateur pour la Simphiſe des Os *Pubis*? N'y trouvés-vous pas quelque choſe de ſingulier ? Il faut que dans ſes Etudes Anatomiques, il ait eu le malheur de ne rencontrer que des ſujets, qui avoient ces os diſpoſés autrement que le commun des hommes. Mais d'où vient cette tendreſſe de préférence pour les os *Pubis* ? & tandis qu'il redoute pour eux le Biſtoury de M. Foubert , pourquoi eſt-il tranquille ſur le ſort de l'Iſchium , du Coccix ? &c. Les riſques étant à peu près les mêmes pour ceux-ci, que ne les faiſoit-il entrer auſſi en cauſe? L'objection en eût été renforcée d'autant. En vérité, débiter dans un Livre de pareilles raiſons, c'eſt abuſer de la liberté de la Preſſe , & du loiſir de ſes Lec-

5°. Comme on porte l'inſtrument tranchant ſans être guidé par une Sonde, il peut arriver qu'on coupe la ſimphiſe des os Pubis, ſurtout lorſque ces Os ſont ſitués un peu bas.

teurs; c'eſt leur ſuppoſer bien peu de jugement, ou donner une bien mauvaiſe idée du ſien. Mais n'importe, c'eſt toujours une objection de plus; & cela remplit un numero.

Voici encore une objection dans le goût de la précédente, & qui ne ſert qu'à faire nombre. On ne comprend ni pourquoi l'épaiſſeur des parties diviſées doit être ſenſiblement plus grande dans la méthode de M. Foubert, ni comment cette épaiſſeur prétendue plus grande, & la ſituation de la playe peuvent empêcher de nettoyer la veſſie, &c.

6°. Après l'opération, la ſituation de la partie, & l'épaiſſeur des parties diviſées, empêchent de nettoyer facilement les veſſies baveuſes & malades, & de tirer aiſément les pierres reſtées & les fragmens de pierres.

La ſituation de la playe qui ſe trouve plus ſuivant la pente de la veſſie, doit produire un effet tout contraire, & faciliter la ſortie des corps étrangers. D'ailleurs, M. la Faye n'a-t-il pas reconnu que dans la méthode qu'il attaque *on faiſoit aiſément l'extraction des pierres entieres?* pourquoi ſeroit-il plus difficile de tirer les fragmens ou les pierres d'un plus petit volume?

Ce ſont néanmoins ces raiſons qui ont

paru d'un affez grand poids à M. la Faye, pour le déterminer à condamner avec fi peu de ménagement la méthode de M. Foubert, fans avoir égard aux avantages effentiels qu'il n'a pû s'empêcher d'y reconnoître : difons mieux ; ces raifons prétendues fur lefquelles ont fait mine d'infifter, ne font que pour donner le change ; l'Arrêt étoit porté avant même qu'on penfât à inftruire le Procès. La méthode de M. Foubert avoit trop de folidité. Voilà fon crime ; on n'a pû pardonner à l'Auteur d'avoir voulu renchérir fur la méthode Angloife, & fur-tout de l'avoir fait avec fuccès. On a donc regardé la méthode nouvelle comme un monftre qu'il falloit étouffer dès fa naiffance ; & M. la Faye a bien voulu fe charger de lui porter dans fa Note le coup que vous venés de voir. Mais quel feroit fon étonnement fi l'attaque qu'il donne à la nouvelle méthode, au lieu de la décréditer, tournoit à la gloire de M. Foubert? C'eft néanmoins le fuccès que j'en prévois. Il eft un Art de fe faire valoir, que M. Foubert ignore, ou que vrai-femblablement il dédaigne ; il n'a point d'Ecrivain attitré, qui embouche la trompette en fa faveur. C'eft peut-être faute de ce fecours, dont les meilleures chofes ont quelquefois befoin, que fa méthode eft encore prefqu'ignorée aujourd'hui, ou du moins n'eft pas

auſſi répandue, qu'il ſemble qu'elle de-
vróit l'être. Or la Note de M. la Faye eſt
très-propre à ſuppléer à ce défaut. Le Livre auquel elle eſt jointe, eſt entre les
mains de tout le monde. Le Texte fera
lire la Note, & la Note fera connoître la
méthode de M. Foubert, & la mettra en
réputation : oui, Monſieur, elle la mettra en réputation ; un Eloge bien frap-
pé peut produire cet effet ; mais je doute
qu'il y ſoit plus propre qu'une mauvaiſe
Critique.

Je ſuis,

Permis d'Imprimer. A Paris ce 11 *Juillet* 1740.
MARVILLE.

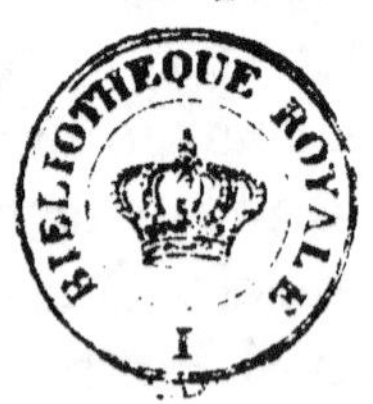

De l'Imprimerie de la Veuve D'HOURY,
rue de la Harpe, au St Eſprit.

www.ingramcontent.com/pod-product-compliance
Lightning Source LLC
Chambersburg PA
CBHW072336150726
47998CB00017B/1254